Maxime Du Camp

Les Hôpitaux de Paris
et le nouvel Hôtel-Dieu

Histoire

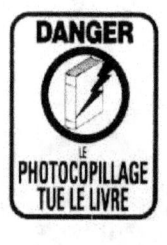
ISBN : 978-1720701248

10   9   8   7   6   5   4   3   2   1

Maxime Du Camp

Les Hôpitaux de Paris
et le nouvel Hôtel-Dieu

Histoire

Table de Matières

Introduction   7

Section I   8

Section II   18

Section III   33

Notes   45

Introduction

L'étymologie du mot hôpital (*hospes*) indique tout d'abord la destination de ce genre d'établissements. A l'époque où l'absence de routes ne permettait de cheminer qu'à cheval ou à pied, où les mœurs primitives des peuples nomades subsistaient encore, où les pèlerinages étaient incessants, le *cubiculum hospitale*, la chambre d'hospitalité, existait dans la demeure des personnages riches ; les municipes, les congrégations religieuses, par charité autant que par intérêt, pour attirer et retenir les étrangers, firent construire des maisons où les pèlerins et les voyageurs trouvaient le gîte et parfois même la nourriture. Ceux qui étaient arrêtés par la fatigue, la misère, la souffrance, par un accident quelconque, y prolongeaient leur séjour. Il est probable que pendant une de ces famines et de ces épidémies si fréquentes au moyen âge [1], le caractère de l'institution se modifia ; les hôtes firent place aux malades, et plus d'une maison d'hospitalité devint une maladrerie avec le double caractère d'hospice et d'hôpital. Ce dernier mot a subsisté, quoiqu'il ait aujourd'hui singulièrement dévié de son acception première. Il est à peu près certain que l'hôpital parisien par excellence, l'Hôtel-Dieu, traversa ces différentes phases. Ce fut d'abord, au VIIe siècle, un couvent de femmes sous l'invocation de saint Christophe. On sait qu'en 829 c'était déjà un refuge hospitalier où les chanoines de Notre-Dame allaient à Pâques laver les pieds des pauvres. Le moment précis où l'Hôtel-Dieu cessa d'être une hôtellerie analogue aux caravanséraïs d'Orient ne peut être parfaitement précisé ; mais ce doit être vers le milieu ou vers la fin du XIIe siècle qu'il fut exclusivement et pour toujours consacré aux malades. S'il était encore ouvert aux étrangers, c'était seulement lorsqu'ils étaient blessés ou souffrants. Il devint ainsi et resta l'infirmerie centrale du peuple de Paris. La religion, la royauté, le prirent sous leur protection immédiate ; on lui accorda des privilèges, des dotations, on lui fit des legs, on l'enrichit à l'envi. Dès lors il ouvrit ses portes à tous les infirmes de la grande ville, et parfois on peut être surpris de la qualité des personnes qui lui demandèrent un abri, car en 1793 il reçut et vit mourir sur l'un de ses grabats la trente-septième et dernière abbesse de Fontevrault, Julie-Sophie-Gillette de Gondrin de Pardaillan d'Antin, descendante directe du seul fils légitime de

Mme de Montespan.

Section I

Lorsqu'on visite les hôpitaux de Paris, qu'on remarque les parquets cirés, les rideaux blancs tendus devant les larges fenêtres, les lits séparés les uns des autres et munis de tous les ustensiles indispensables, lorsqu'on voit les religieuses proprettes glisser comme des ombres bienfaisantes à travers les vastes salles bien éclairées, lorsqu'on sait que les hommes les plus illustres parmi les médecins et les chirurgiens tiennent à honneur de soigner les malades, lorsqu'on parcourt les énormes cuisines, les caves immenses, la pharmacie toujours en action, la lingerie regorgeant de linge, il est difficile de se figurer ce qu'ils étaient autrefois, avant que des administrations régulièrement constituées, contrôlées, surveillées, en eussent pris la direction. Le plus ancien monument plastique figurant une scène d'hôpital que nous possédions appartient aux archives de l'assistance publique : c'est un manuscrit sur vélin datant du XVe siècle et exécuté aux frais de maître Jehan Henry, conseiller du roi, président en la chambre des enquêtes de la cour du parlement, chantre de l'église et proviseur de l'Hôtel-Dieu de Paris. Une des très curieuses miniatures emblématiques de ce précieux volume représente une salle d'hôpital. Sur le sol carrelé de pierres blanches et noires, quatre lits sont placés si près les uns des autres qu'ils se touchent, et qu'on ne pourrait passer entre eux ; les malades qui y reposent sont nus, à la mode italienne, et il y en a deux dans chaque lit. Le peintre a fardé la vérité, qui était bien autrement lamentable ; à ce sujet, il ne peut y avoir de doute, car tous les historiens qui ont parlé de l'Hôtel-Dieu sont unanimes pour dire qu'on mettait quatre, cinq et parfois six personnes dans la même couchette. Cet état de choses, qui aujourd'hui nous soulèverait le cœur, ne semble pas avoir trop révolté ceux qui en furent témoins. Au XVIIe siècle, Sauvali, à qui l'on ne peut nier un esprit vraiment libéral et généreux, se contente de dire : « On voudrait bien que les malades ne fussent pas tant ensemble dans un même lit à cause de l'incommodité, n'y ayant rien de si importun que de se voir couché avec une personne à l'agonie et qui se meurt. » A ce moment (1650), l'Hôtel-Dieu contenait

2,800 malades. Il fallut le grand mouvement philosophique du XVIIIe siècle pour qu'on se préoccupât sérieusement des malades admis dans les hôpitaux, et pour qu'on essayât de remédier aux maux sans nombre qui les accablaient. On profita de l'incendie qui, en 1772, détruisit une grande partie de l'Hôtel-Dieu pour demander la reconstruction de l'hôpital central. On voulut avec raison l'éloigner du cœur même de la Cité. Poyet, un architecte fort intelligent, proposa de le rebâtir sur l'île des Cygnes, alors séparée du Gros-Caillou ; il lui donnait la forme du Colisée de Rome, et le composait d'une série de pavillons convergeant vers un centre, comme les rayons d'une roue convergent vers le moyeu. Le projet était excellent ; aussi ne fut-il point adopté, et la routine prévalut. Tant bien que mal, la vieille maladrerie fut relevée, et, comme par le passé, on reprit ce système d'entassement qui rendait les soins illusoires et les guérisons presque impossibles. Cependant c'était l'heure où la France entière semblait prise d'une tendresse universelle. Jean-Jacques Rousseau avait mis la sensibilité à la mode ; on avait le goût des plaisirs champêtres, on buvait du fait à Trianon, une philanthropie un peu mièvre, mais qui néanmoins ne fut pas infructueuse, agitait tous les cœurs et mettait des pleurs de compassion à tous les yeux. On voulut se rendre compte de l'état de nos hôpitaux : trois hommes, qui fort heureusement étaient des hommes de bien et de savoir, Tenon, Bailly et Larochefoucauld-Liancourt, furent en 1785 délégués par l'Académie des Sciences, que Louis XVI avait interrogée, pour étudier l'Hôtel-Dieu. On possède les rapports qu'ils publièrent ; ceux de Tenon surtout sont extrêmement remarquables : ils constatent avec une indiscutable autorité combien furent dangereux pour la santé publique les développements excessifs qu'une charité exagérée, déréglée, beaucoup trop abandonnée à ses inspirations irréfléchies, avait donnés à une seule maison hospitalière. On en avait fait une sorte de magasin pathologique où l'on rassemblait indistinctement tous les malades et toutes les maladies.

Lorsque Tenon visita l'Hôtel-Dieu, 1,219 lits recevaient 3,418 malades ; non-seulement ces malheureux étaient couchés par groupes sur le même grabat, mais on en avait placé sur l'impériale du lit, et le secours d'une échelle était nécessaire pour arriver jusqu'à eux. Une seule salle, celle de Saint-Charles-Saint-

Antoine, contenait, selon les nécessités, de 558 à 818 fiévreux. On entassait les malades de telle sorte qu'il nous faut aujourd'hui un effort considérable d'imagination pour comprendre comment on pouvait y parvenir ; on n'avait aucun souci des contagions, aucune notion des règles hygiéniques les plus élémentaires ; on réunissait les maladies dans une redoutable promiscuité. Les blessés, les fébricitants, les opérés, les femmes en couches, les hydrophobes, les galeux, les aliénés, les varioleux, les phthisiques, les convalescents, vivaient ou plutôt mouraient pêle-mêle dans les mêmes salles, sur les mêmes matelas. La place réservée à chaque malade n'avait guère plus de 8 pouces [2] Les cadavres restaient souvent plusieurs heures près des moribonds qu'ils avaient précédés ; les opérations se faisaient dans la salle commune, sur le lit même où le malheureux était pressé contre ses compagnons. Il n'y avait nulle part ni poêle ni cheminée ; à quoi bon ? l'accumulation de tous ces corps, ne développait-elle pas une chaleur suffisante ? La mortalité régulière était d'un sur quatre et demi.

Le cœur de Louis XVI, qui était profondément bon, s'indigna lorsqu'il apprit à quel état les malades étaient réduits ; on décida que l'Hôtel-Dieu serait supprimé, et remplacé par quatre hôpitaux placés aux extrémités de la ville, dans de vastes terrains où l'on trouverait facilement de l'espace et des arbres. Ce beau projet s'en alla à vau-l'eau, et ne reçut même pas un commencement d'exécution. Les fonds nécessaires avaient cependant été déposés ; mais en 1788 le ministre Loménie de Brienne s'en empara, et les employa à des dépenses ordinaires auxquelles son incapacité peu scrupuleuse n'avait point su faire face. Il fallut la révolution et certaines mesures justifiées par les circonstances pour que l'Hôtel-Dieu cessât d'être un charnier qui fit dire à Cuvier que « les souffrances de l'enfer devaient surpasser à peine celles des malheureux serrés les uns contre les autres, étouffés, brûlants, ne pouvant remuer ni respirer, sentant quelquefois un ou deux morts entre eux pendant des heures entières. » Fleuriot, maire de Paris, et l'agent national Payan avaient réuni le palais de l'archevêché à l'hôpital, afin que chaque malade fût au moins certain d'être placé dans un lit séparé : aussi Mercier, dans son *Nouveau Paris*, s'écriat-il qu'il n'apprenait pas « sans la plus douce émotion » qu'il y avait à l'Hôtel-Dieu 250 lits vides. Pour qui connaît Paris, on comprend vite que ce chiffre est singulièrement exagéré ; mais il constate du moins que l'entassement impitoyable d'autrefois avait pris fin, et qu'un grand progrès venait de s'accomplir. Du reste il est facile de reconnaître combien au siècle dernier la thérapeutique était peu avancée, et comme, en cas d'épidémie, on perdait rapidement la tête. Pour un peu, on serait retourné aux exorcismes, et le grand remède employé était encore les processions, les promenades de châsses, les cérémonies, qui. si elles n'ont rien à faire avec l'hygiène, ont du moins pour elles d'être absolument inoffensives. On le vit bien en 1720, pendant cette fameuse peste de Marseille qui donna à M. de Belzunce une immortalité dont les causes paraissent discutables. Le ravage fut effroyable et fort augmenté par des troupes de voleurs qui s'abattirent, comme des oiseaux de proie, sur la ville pleine de cadavres. On n'y allait pas de main morte en ce temps-là, et l'on employait, pour traiter les malades des moyens curatifs qui, pour être péremptoires, n'en étaient que plus abominables. A Aix, un homme atteint de la peste fut muré dans sa maison, et aux portes de la ville on tua sans autre forme de procès trois voyageurs qui arrivaient de Marseille. M. de Belzunce, « qui avait fait merveille jusque-là, » se sentant moins fort que la contagion, abandonna la partie tout à coup, accumula des vivres dans sa maison, et s'y enferma après en avoir fait maçonner les portes. Le bon peuple de Marseille se fâcha contre son évêque, il entoura le palais épiscopal de corps morts, et en jeta même par-dessus les murs [3] ; mais son espérance fut trompée, et le prélat que Millevoye devait chanter put échapper aux atteintes de l'épidémie. A Paris, nous avons traversé deux ou trois crises redoutables, notre population n'a pas été beaucoup plus sage que celle de Marseille, elle a, je le crois bien, jeté quelques individus à la rivière ; mais elle a eu pitié des malades, et ne les a point murés dans leurs maisons.

Dans ce siècle-ci, notre administration hospitalière a été mise deux fois à de rudes épreuves, et deux fois, à force d'énergie et de vaillance, elle a triomphé des difficultés excessives qu'elle avait à combattre. Au moment où, après une lutte qui avait duré vingt-deux ans, la France, surmenée, harassée, semble s'écrouler sur elle-même, en 1814, nos hôpitaux des bords du Rhin, attaqués par le typhus, évacuèrent leurs malades devant l'ennemi, qui avançait à grandes marches ; précédant nos armées refoulées, coupées, presque disséminées malgré des prodiges de valeur et de stratégie, nos paysans, chassés par les bandes étrangères, vinrent se réfugier à Paris, qu'on croyait imprenable. Avec eux, la contagion entra dans la ville, et les hôpitaux, qui n'étaient point outillés alors comme ils le sont aujourd'hui, furent subitement envahis, et devinrent trop étroits pour la foule des malades et des blessés. L'administration de la guerre, débordée depuis longtemps déjà, ne pouvait recevoir tous les soldats qui venaient frapper à la porte du Val-de-Grâce et du Gros-Caillou. Tout le poids de la situation retomba avec une effroyable pesanteur sur le conseil général des hospices, dont la caisse était-vide et le matériel insuffisant. Il était urgent de trouver 6,000 lits supplémentaires, garnis et prêts à être mis en service. On fit appel à la charité des habitants de Paris ; ceux-ci étaient épuisés par des réquisitions de toute nature, par des impôts sans cesse accrus, par l'arrêt forcé de toute transaction commerciale, par la suspension de tout travail. Le peuple avait grand'peine à vivre dans ces jours de douloureuse mémoire ; il fut héroïque, et se dépouilla avec une admirable abnégation. Chacun s'empressa d'apporter ses draps, ses matelas, ses couvertures, et les mairies furent encombrées par les objets de literie qui affluaient de tous côtés. En vingt-quatre heures, les 6.000 lits étaient au pouvoir de l'administration ; mais où les placer ? On avait pensé à convertir le château de Bercy et l'hôtel des Invalides en hôpitaux provisoires ; de graves difficultés s'opposèrent sans doute à la réalisation de ce projet, car il fut abandonné aussitôt que conçu. Le préfet de la Seine, qui, comme chef de la cité, avait en tout ceci une responsabilité considérable, offrit au conseil des hospices de lui livrer les abattoirs du Roule, de Montmartre et de Ménilmontant, dont la construction, ordonnée par les décrets impériaux du 9 février, du 19 juillet 1810 et du 24 février 1811, n'était pas encore terminée. On accepta, et l'on se mit à l'œuvre avec une activité que les circonstances stimulaient singulièrement. En moins de huit jours, ces grandes bâtisses, qui n'étaient que des chantiers pleins de pierres de taille, furent disposées de telle sorte que 4,100 malades y furent installés, et, lorsque le calme se rétablit, on constatait avec surprise que la mortalité avait été bien moins pesante dans ces sortes d'ambulances, nécessairement aménagées d'une façon imparfaite et insuffisante, que dans les hôpitaux les mieux organisés. Les combats de Craonne, de Soissons, de Laon, poussaient vers Paris des masses de blessés ennemis et d'estropiés ; c'est pour eux qu'on gardait les places que la mort bien plutôt que la guérison faisait dans nos hôpitaux, où l'on ne recevait plus guère les indigents civils. Les comités de bienfaisance en étaient d'ailleurs chargés, et les faisaient traiter à domicile. Dans les cours de l'hôpital Saint-Louis, de la Salpêtrière, on fit élever des baraques de façon à pouvoir abriter 40,000 ou 12,000 individus. On avait cru, par ces mesures, aller au-devant de toutes les exigences, car on n'avait pas prévu que l'ennemi, nous dérobant ses marches, allait apparaître devant Paris, livrer bataille, occuper la capitale de la France.

Dès la veille du combat suprême, le conseil des hospices fit couvrir de matelas et de paille les vestibules, les corridors, le plancher des hôpitaux et des églises ; le 30 mars à cinq heures du matin, les chirurgiens, les médecins accompagnés de leurs élèves, étaient à leur poste dans leur service respectif, où de minute en minute on apportait les blessés. Dupuytren avait organisé une ambulance volante au pied même de la butte Chaumont, où l'engagement fut très vif. A Saint-Louis, la mitraille et les boulets balayaient les cours où Ruffin, Béclard et Richerand faisaient leurs opérations. Ce jour-là, 10,864 blessés furent conduits dans les hôpitaux de Paris, et y reçurent tous, sinon des soins, du moins un asile. L'administration de la guerre quitta Paris le 31, laissant à la préfecture de la Seine la direction des hôpitaux militaires. On n'était pas à bout de peine. Dès leur entrée à Paris, les alliés demandent 6,000 lits : ils étaient les maîtres et parlaient comme tels, il fallut obéir. Le lendemain, nouvelle réquisition de 6,000 autres lits ; ce fut encore le Parisien qui fournit sans murmurer toute la literie qu'on réclamait de sa générosité ; il ne fallut pas plus de sept jours pour que les 12,000 lits exigés fussent prêts et mis à la disposition des coalisés. En un seul jour, la population assistée par les hôpitaux ne s'éleva pas à moins de 31,000 individus. La boulangerie générale fournissait le pain à tous, et la pharmacie centrale ne laissa pas un seul malade manquer de médicaments. On pourrait croire que les membres du conseil des hospices, épuisés par un travail surhumain, trouvèrent la tâche au-dessus de leurs forces, on se tromperait ; l'humanité parla plus haut dans leur cœur, et, non contents d'avoir à soigner cette armée de blessés aux multiples besoins desquels il fallait pourvoir, ils chargèrent un des leurs, M. Delalande, et M. Serres, inspecteur des élèves de l'Hôtel-Dieu, d'aller chercher ou recueillir entre Paris et Meaux les soldats abandonnés. En six jours, ils découvrirent et ramenèrent 9,512 Français et étrangers, auxquels il faut ajouter 11,400 malades que les hôpitaux situés entre Meaux et Troyes évacuèrent sur Paris. Si l'on additionne ce que les hôpitaux permanents et transitoires reçurent dans cette période, on arrive au chiffre vraiment excessif de 129,531 malades et blessés. Qui croirait que de telles conjonctures devinrent presque un coup de richesse pour les hôpitaux ? Rien n'est plus vrai cependant. Les dons en nature et surtout en literie avaient été si particulièrement abondants qu'on put, une fois la crise passée, donner deux matelas à tous les lits, qui réglementairement n'en possédaient qu'un ; en outre on eut une réserve considérable qui permit de distribuer des couchettes aux indigents à domicile. Ce grand désastre fut donc une source d'améliorations pour notre ameublement hospitalier et d'enrichissement pour les pauvres. Du reste les souverains alliés rendirent justice au zèle et au dévouement dont le conseil des hospices avait donné tant de preuves, et ils le firent solennellement remercier.

Dix-huit ans plus tard, en 1832, de nouveaux devoirs, moins douloureux peut-être, mais plus terribles par la nature mystérieuse du mal qui les imposait, vinrent accabler le conseil des hospices. Ce n'étaient pas cette fois des armées ennemies qui envahissaient notre capitale, c'était une maladie étrange, presque inconnue, tant elle avait été rare dans notre pays, et qui fondit tout à coup sur Paris avec une violence inouïe. Le choléra-morbus avait ravagé la Russie et la Pologne ; mais rien ne faisait présager que nous en serions assaillis, lorsque le 13 mars le bruit se répandit qu'un portier de la rue des Lombards en avait été frappé mortellement. Les médecins eux-mêmes hésitaient à formuler une opinion définitive, quand le 26 on vit mourir coup sur coup le cuisinier du maréchal Lobau rue Mazarine, une enfant de dix ans dans la Cité, une marchande des quatre-saisons près de l'Arsenal, un marchand d'œufs dans la me de la Mortellerie. Le 31, sur 48 quartiers qui formaient les divisions urbaines, 35 sont attaqués ; dans la journée du 12 avril, 1,200 personnes sont atteintes et 814 périssent ; le 14, on compte 13,000 malades, 7,000 morts. Paris perd la tête, on fuit, toutes les affaires sont suspendues, on ne rencontre que des gens en vêtements de deuil. Le conseil des hospices tient bon devant le fléau et n'abandonne point son poste. Les hôpitaux étaient devenus absolument insuffisants, les couloirs, les paliers, les vestibules regorgeaient de malades. La population, malgré quelques actes d'ignorante sauvagerie, fut très empressée à seconder les efforts qu'on faisait pour la sauver. On établit des hôpitaux temporaires à la maison des Lazaristes, au séminaire de Saint-Sulpice, au grenier d'abondance du quai Bourdon, au Gros-Caillou, à l'hospice Leprince, aux Bonshommes, à l'hospice des Petits-Ménages, à la maison des Orphelins du faubourg Saint-Antoine, à celle des Convalescents de Picpus, chez M. Mallet, rue de Clichy, chez M. Amelin, rue de la Pépinière, chez M. Derosne, à Chaillot. De plus, dans chacun des 48 quartiers de Paris, on avait établi des bureaux de secours, des ambulances, que l'on reconnaissait facilement la nuit à une lanterne rouge, et où l'on était certain de rencontrer des médecins qui se relevaient de deux heures en deux heures, comme des soldats en faction.

Le service des hôpitaux, quintuplé, décuplé, pendant une longue période de cent quatre-vingt-neuf jours, ne languit pas un seul instant ; les administrateurs, les religieuses, le corps médical tout entier, maîtres et élèves, rivalisèrent de dévouement et d'abnégation. Les agents de surveillance et de comptabilité restèrent imperturbables dans leur bureau à côté d'un foyer épidémique infecté au plus haut degré ; leurs registres, tenus avec une régularité parfaite, permettraient d'écrire une histoire du choléra jour par jour, heure par heure, hôpital par hôpital, lit par lit. Grâce à ces précieuses paperasses remplies d'écriture hâtive, il est facile de reconstruire le chemin suivi par la maladie dans Paris, à quel corps de métier elle s'est adressée de préférence, sur quel âge elle a sévi, combien d'heures il lui a fallu pour mettre un homme au tombeau. Ces chiffres, si tristement éloquents pour qui sait les lire, prouvent que les excès auxquels les ouvriers sa livrent ordinairement le dimanche n'ont pas été sans influence sur l'épidémie, et qu'ils l'ont augmentée d'une façon presque régulière et normale pendant toute la durée du fléau. En effet, les hôpitaux civils ont reçu 13,777 malades ; si l'on divise ce total par cent quatre-vingt-neuf, qui est le nombre des jours cholériques, on voit que la moyenne des entrées quotidiennes a été de 72-36 ; mais, en relevant le nombre des admissions pour chacun des jours de la semaine pris isolément, on reconnaît que le dimanche donne en moyenne 67-88 et le lundi 76-85, notable différence qui doit être portée au compte du cabaret. A cette époque, notre armée d'Afrique ne nous avait pas encore dotés du goût de l'absinthe, sans cela les entrées du lundi eussent été sans doute plus considérables. Deux fois encore, en 1849 et en 1854, Paris traversa des crises analogues ; mais on s'était pour ainsi dire familiarisé avec le redoutable fléau asiatique, la population resta calme, et le service hospitalier normal put satisfaire à toutes les exigences [4].

Ce service, bien que très fortement organisé, aurait besoin d'être augmenté dans des proportions sensibles, car il n'est plus en rapport avec les populations qu'il a mission de secourir. En effet, Paris ne possède aujourd'hui que 15 hôpitaux, dont 8 ont un caractère général, et dont 7 sont réservés à des spécialités nettement définies. Les 8 premiers sont : l'Hôtel-Dieu, qui contient 834 lits ; — Notre-Dame-de-la-Pitié, destiné dans le principe, par édit de Louis XIII en date du 27 avril 1612, à renfermer les pauvres, 726 lits ; — la Charité, d'abord installée en 1602 au quai Manquais sous les auspices de Marie de Médicis, qui avait fait venir de Florence des religieux de l'ordre de Saint-Jean-de-Dieu, et plus tard établie, par suite d'échange de terrains opéré en 1616, où nous la voyons à présent, 467 lits ; — Saint-Antoine, ouvert en vertu d'un décret de la convention du 17 janvier 1795 dans les bâtiments d'une ancienne abbaye relevant de Cîteaux, 594 lits. ; — Necker, fondé en 1776 avec un premier fonds de 42,000 francs donnés par Louis XVI dans une ancienne maison de bénédictines, 445 lits ; — Cochin, bâti de 1780 à 1782 grâce aux libéralités du curé de Saint-Jacques-du-Haut-Pas, 197 lits ; — Beaujon, réservé dès 1784 par le célèbre financier à l'entretien de 24 orphelins, converti en hôpital par décret conventionnel du 17 janvier 1795, 416 lits ; — Lariboisière, dont la construction décidée en 1839, commencée en 1846, ne fut achevée qu'en 1854, et qui, changeant de nom selon les caprices des événements politiques, s'appela d'abord l'hôpital du Nord, puis l'hôpital Louis-Philippe, puis l'hôpital de la République, et enfin l'hôpital de Lariboisière, du nom de Mme de Lariboisière, laquelle, ayant légué toute sa fortune en nue propriété à l'assistance publique, permit à celle-ci de mettre la dernière main à cet hôpital, qui renferme 634 lits. A ces divers hôpitaux, il convient d'ajouter, le bâtiment des Incurables femmes, qui, annexé à la Charité, offre un supplément de 530 lits.

Les 7 hôpitaux spéciaux sont : Saint-Louis, bâti par ordre d'Henri IV sur les plans de Claude Villefaux pour abriter les pestiférés, ouvert en 1612, et réservé aujourd'hui aux maladies cutanées et à un service de chirurgie, il contient 823 lits [5] ; — la Midi, ouvert en 1792 sur l'emplacement d'un couvent de capucins, exclusivement attribué aux hommes malades des suites de débauches, 336 lits ; — Lourcine, un ancien refuge acheté par l'administration en 1832 et ouvert en 1834 aux femmes que leur inconduite forçait d'entrer à l'hôpital, 276 lits ; — les Enfants-Malades, maison appropriée en 1802 au traitement des enfants par le conseil général des hospices, qui avait été mis en possession d'un refuge pour les femmes de mauvaise vie fondé en 1732 par Languet de Gergy, curé de Saint-Sulpice, 618 lits ; — Sainte-Eugénie, inaugurée le 9 mars 1853, consacrée aussi aux enfants, et qui avait été précédemment l'hôpital Sainte-Marguerite, puis les Enfants-Trouvés, puis les Orphelins, 345 lits ; — la Maternité, qui occupe depuis un décret du 13 juillet 1795 les anciens bâtiments de Port-Royal et où l'on n'admet que les femmes en couches, 300 lits ; — enfin les Cliniques, sorte d'infirmerie située sur une partie de l'emplacement occupé avant la révolution par le couvent des cordeliers, et gui, après avoir été ouverte et fermée plusieurs fois, fonctionne régulièrement depuis le 4er décembre 1834 ; c'est là que l'on étudie les cas pathologiques curieux qui peuvent, au point de vue de l'enseignement, offrir un intérêt particulier, 152 lits.

Ainsi l'assistance publique met à la disposition des indigents ou des malades qui ne peuvent se faire soigner à domicile un total de 7,693 lits, divisés en quinze maisons différentes. Londres, dont la population est bien plus considérable que celle de Paris [6], ne possède que 4,134 lits dans ses dix-huit hôpitaux, où l'admission est entourée de formalités souvent très compliquées.

Section II

À Paris, les formalités sont nulles ; tant qu'il y a de la place dans les hôpitaux, on y reçoit les malades, on y exerce l'hospitalité dans la plus vaste acception du mot. Ce sont les hommes de science, les médecins, les chirurgiens, les internes, qui seuls décident si l'individu qui se présente est admissible ; l'administration se contente de déterminer le nombre de lits dont elle dispose. Dans les cas urgents, elle n'hésite pas à faire dresser des couchettes supplémentaires qu'en termes techniques on nomme des brancards, et qu'on installe momentanément dans le milieu des salles qui ne sont pas trop encombrées. On entre de trois manières dans ces tristes et secourables maisons, ou d'urgence, ou par la consultation gratuite, ou par le bureau central. Lorsqu'une personne est frappée d'un mal subit ou atteinte par la brutalité d'un de ces mille accidents si ordinaires dans nos rues, on l'amène en fiacre à l'hôpital le plus voisin, ou sur une de ces sinistres civières abritées par un tendelet en coutil blanc et bleu que nous avons tous vu passer avec émotion ; un examen sommaire permet de constater la gravité de la maladie, l'inscription sur le registre est rapidement faite, et le malheureux trouve aussitôt un lit et les soins que son état réclame. Chaque jour, dans chaque hôpital, après la visite réglementaire que les médecins et les chirurgiens doivent faire dans les salles affectées à leur service, il y a deux consultations gratuites, l'une pour la chirurgie, l'autre pour la médecine. C'est là, dans une chambrette souvent bien étroite, parfois même dans l'amphithéâtre destiné aux leçons de la clinique, que se présentent les malades trop pauvres pour payer les conseils du médecin. En vertu de notre galanterie traditionnelle, les femmes passent les premières. Le médecin examine attentivement ces malades un à un, et ils emportent l'ordonnance à l'aide de laquelle des médicaments gratuits leur seront distribués ; on retient les plus malades, et on leur remet un bulletin d'entrée qu'ils n'auront qu'à présenter aux employés de l'hôpital pour être immédiatement admis. Ces consultations sont fort appréciées par le peuple de Paris, qui s'y rend avec une confiance justifiée ; les médecins des hôpitaux ont en 1869 donné ainsi 363,003 consultations gratuites ; à Saint-Louis seulement, le nombre s'est élevé à 90,866, dont 63,365 pour la médecine, ce qui prouve combien les maladies cutanées et les maux engendrés par la malpropreté et la négligence sont fréquents dans la classe ouvrière. Les bains ordinaires ont été très nombreux, 212,696 ; dans ce total, Saint-Louis, dont le système balnéaire est fort important, entre pour 129,166.

Le bureau central, créé par un arrêté du conseil des hospices en date du 4 décembre 1801, fonctionne depuis le 22 mars 1802 au parvis Notre-Dame, dans le lourd bâtiment en pierre de taille qui, servant aujourd'hui d'annexé à l'Hôtel-Dieu, toujours insuffisant, était avant 1867 le chef-lieu de l'assistance publique : on y donne des consultations gratuites, on y fait des pansements, on y délivre des médicaments tous les jours de dix heures à quatre heures. Autrefois il n'en était point ainsi, et le bureau ne représentait guère qu'un lieu d'examen pour les malades, qu'on dirigeait ensuite sur les hôpitaux ou qu'on renvoyait simplement, si la place manquait, si les cas observés n'étaient point trop urgents. Sur l'initiative de l'assistance publique, ces nombreux services ont été organisés depuis le 1er mai 1869, ils fonctionnent avec une régularité parfaite, et sont pour la population indigente de Paris une source de secours extrêmement précieux. La vaste salle d'attente ne désemplit pas ; en regardant les individus assis sur les bancs de bois, on a en quelque sorte un spécimen de toutes les souffrances, et l'on peut voir à quel point notre race parisienne est chétive, étiolée, lymphatique et malvenue. Ce qui se rencontre là le plus fréquemment, c'est l'anémie, la phthisie, l'affection cutanée ; c'est la blessure accidentelle qui parfois devient un mal incurable. Si l'on cherche à dégager les causes de tous ces maux réunis, on trouvera presque toujours une invincible imprévoyance, des habitudes d'ivresse, le manque de nourriture substantielle. Lorsqu'un homme a un domicile régulier, qu'il est dans ses meubles, comme on dit, surtout lorsqu'il est marié, il faut, pour qu'il soit admis à l'hôpital, que son état soit particulièrement grave. On lui fournit le plus souvent les médicaments, on le visite chez lui, on lui porte les secours dont il a besoin ; en un mot, on développe autant que possible le système des traitements à domicile, quelque coûteux qu'il puisse être pour l'administration, afin de dégager les hôpitaux et d'en garder les places disponibles pour les pauvres diables qui, n'ayant ni maison ni famille, sont réduits à gîter dans le galetas des garnis. Bien des misérables à bout de ressources viennent au bureau central dans l'espoir d'obtenir un lit hospitalier, l'abri et la pitance quotidienne. Il faut savoir n'être point pitoyable pour ces gens-là, car si l'on écoutait leurs plaintes, si l'on accédait à leur désir, ils encombreraient les hôpitaux, et les vrais malades resteraient sur le pavé. On ne les repousse pas, on leur donne un bain, dont, en dehors de toute thérapeutique, ils ont toujours un impérieux besoin ; on leur glisse quelque monnaie dans la main, on change leurs vêtements sordides contre des hardes plus propres laissées aux hôpitaux par des malades décédés, on leur distribue des soupes, et, s'ils ont besoin d'un pansement, ils trouvent un infirmier et une religieuse toujours prêts à leur rendre les soins les plus répugnants.

Des bulletins portant le nombre des lits vacants dans chaque hôpital sont remis aux chirurgiens et aux médecins qui donnent les consultations au bureau central ; ceux-ci savent donc toujours à combien de malades ils peuvent accorder l'hospitalité. Parmi tous les individus qui se sont adressés à eux, ils font un premier choix, et réservent pour un examen ultérieur ceux qui leur paraissent le plus gravement atteints. C'est là le groupe privilégié de la souffrance ; lorsque la consultation est terminée, il s'agit de faire une sélection définitive, car la proportion de ces malheureux dépasse invariablement celle des lits dont on peut disposer. On désigne ceux qui, sans danger pour eux-mêmes, sans péril pour la santé publique, ne peuvent attendre. Selon le mal dont ils souffrent, selon les vacances indiquées, on les dirige sur tel ou tel hôpital. Ils ont parfois des sourires d'une joie navrante : enfin ils vont donc pouvoir étendre leurs pauvres membres endoloris et dormir tout à leur aise ! Les autres sont mécontents, ils se plaignent. On les remet au lendemain, on leur dit que la place seule et non pas la bonne volonté fait défaut ; mais on ne réussit guère à les calmer, et la plupart se retirent en maugréant. Ce spectacle est très pénible. On a beau comprendre que le possible a été fait, que les hôpitaux, si bien outillés, si vastes qu'ils soient, ne peuvent recevoir tous les malades qui se présentent, on se sent ému de pitié, et l'on voudrait pouvoir d'un coup de baguette centupler les ressources dont dispose notre organisation hospitalière.

Il est intéressant de constater quel a été le mouvement des nombreux services du bureau central, qu'on nomme aussi le dispensaire des hôpitaux. Du 1er mai 1869 au 1er mai 1870, on y a dirigé 16,128 malades sur les hôpitaux, et l'on a dû en ajourner 1,801, qui tous ont été placés peu de jours après, ou du moins ont été soignés à domicile ; le traitement général a compris 6,592 consultations, 14,093 pansements et 12,030 délivrances de médicaments. Les traitements spéciaux se sont trouvés en présence de 10,350 cas particuliers, se groupant en six catégories distinctes : maladies des yeux, 2,823 ; maladies de femmes, 2,692 ; maladies du larynx, 738 ; teigne, 1,628 ; orthopédie, 1,590 ; maladies des dents, 879. Les diverses opérations ces services particuliers s'élèvent à 19,017, se divisant ainsi : consultations pour les aveugles et les paralytiques, 355 ; délivrances de certificats pour l'admission dans les maisons de retraite, 1,281 ; vaccinations et revaccinations, 1,078 ; bains, 6,778 ; applications de ventouses, et électrisations, 1,304 ; soupes et bouillons, 1,086 ; enfin délivrances d'appareils, 6,235. On paraît fort large dans la distribution des appareils, car, dans la nomenclature détaillée qui note tous ceux qui ont été donnés, on a indiqué des voitures mécaniques, des fausses dents et des yeux artificiels. Si en une seule année le bureau central a fait une pareille besogne, si ses services réunis forment un total de 78,210 opérations de toute nature, on peut présumer dès à présent quel énorme et fécond développement une telle institution est appelée à recevoir sous l'impulsion de l'assistance publique et avec l'aide du corps médical.

Lorsqu'un homme est admis dans un hôpital, il est inscrit sur le registre des entrées, et il est conduit dans une salle qui, sauf de bien rares exceptions, est placée sous le vocable d'un saint. Là le malade est déshabillé par les infirmiers et couché sur un fort bon lit en fer, entouré de rideaux blancs sur toutes les faces, et composé d'un sommier élastique, d'un matelas, d'un traversin, d'un oreiller. De l'impériale pend une forte corde, munie à l'extrémité inférieure d'un morceau de bois en forme de manche de vrille, qui, tombant à la portée du malade, lui permet de prendre un point d'appui, de se *haler*, c'est le mot, lorsqu'il veut se soulever. Au-dessus de sa tête s'allonge une planche qui sert de vide-poche ; à côté du lit, une table de nuit supporte l'écuelle, le pot à tisane et divers autres ustensiles en vaisselle d'étain. Dès qu'un individu, homme ou femme, est entré dans la salle qui lui a été désignée, il quitte son linge, ses vêtements, et jusqu'à l'heure de sa sortie il ne doit plus porter que la livrée de l'hôpital. S'il meurt, celui-ci hérite de ses effets, à moins qu'ils ne soient réclamés par sa famille ; comme on l'a vu plus haut, ces hardes serviront à habiller un indigent. Tous ces vêtements, qui bien souvent ne sont que des guenilles, sont réunis dans un vestiaire spécial ou empaquetés isolément dans des serpillières ; ils sont étiquetés après avoir été secoués, lavés, savonnés, soufrés, désinfectés de tout genre de contagion. Le costume réglementaire est fort simple : une capote en drap bleu et le classique bonnet de coton ; les femmes ont un jupon, une casaque de molleton, et portent une coiffe de cotonnade blanche ornée d'une petite garniture plissée. C'est là certes une bien modeste coiffure ; mais, lorsqu'elles se savent ou se croient jolies, elles trouvent moyen, surtout à Lourcine, de donner à cette espèce de cornette toutes les formes imaginables, dont quelques-unes sont vraiment charmantes.

Au montant de chaque lit est fixé un cadre in-octavo dans lequel on glisse une feuille formulée qui est le bulletin particulier du malade. D'un coup d'œil, on y voit son nom, son état civil, la date de l'entrée, s'il a été vacciné et revacciné avec ou sans succès, le nom, l'état, le siège, les variétés, la date de la maladie ; plus tard, et selon les circonstances, on inscrira sur ce même bulletin la date de la guérison ou de la mort, s'il y a eu autopsie, et les observations particulières qu'on aura trouvé intéressant de recueillir. Ces feuilles, signées par le chef de service, sont précieusement gardées, et servent à dresser une statistique très curieuse où l'on pourrait retrouver jour par jour la constatation de la situation sanitaire de Paris. On dit que certains médecins, fatigués d'avoir à remplir ces méticuleuses formalités administratives et n'en comprenant pas toute l'importance scientifique, s'amusaient à donner des diagnostics erronés ; on dit que d'autres, cherchant à diminuer le nécrologe de leurs salles, se hâtaient de renvoyer les malades désespérés, afin que, mourant chez eux, ils ne figurassent point sur les états particuliers de leur service. Ce sont là des médisances puériles auxquelles le Parisien se livre volontiers, mais dont il faut se contenter de sourire.

Les dispositions prises pour soigner les malades ont été imposées par un règlement général, et sont analogues dans tous les hôpitaux :

c'est la même literie, ce sont les mêmes vêtements, les mêmes ustensiles ; mais par malheur ce ne sont pas partout les mêmes salles. Forcée de tirer parti des bâtiments souvent bien vieux, presque toujours mal distribués, qu'on mettait à sa disposition, l'assistance publique n'a pu encore donner à toutes ses infirmeries toute l'ampleur désirable. Si les salles de Lariboisière sont vastes, aérées, éclairées par de larges fenêtres, quelques salles de l'Hôtel-Dieu, de la Pitié, de la Charité, sont trop étroites, ouvertes sous les combles, trop chaudes en été, trop froides en hiver, mal disposées pour le service, sans dégagements, et juchées en haut d'escaliers plus raides que l'échelle de Jacob. A l'Hôtel-Dieu, qui heureusement est condamné à disparaître, on peut voir combien le système des agrandissements successifs et des adjonctions est déplorable. Le corps principal s'étend sur le parvis Notre-Dame ; pour le faire communiquer avec le bureau central, on a creusé un tunnel qui passe sous la place, et pour le mettre en rapport avec le corps de logis situé sur le quai de Montebello, on a construit le pont Saint-Charles, pont couvert en bois qu'une allumette mettrait en feu. Or ces deux couloirs, formés par le pont et par le tunnel, dégagent un courant d'air permanent tellement insupportable, qu'on est forcé d'y tenir constamment allumé, en toute saison, un calorifère dont les tuyaux, serpentant le long des murailles, donnent un peu de chaleur à cette glaciale atmosphère. De plus, pour se rendre du bureau d'admission aux bâtiments assis de l'autre côté de l'eau, à la salle d'accouchements par exemple, il faut gravir cent soixante-quatorze marches. Quelques salles, malgré des dimensions considérables, sont trop peuplées. Celle de Sainte-Marthe, qui a pris la place de la salle du Légat, détruite en 1772, et que le cardinal Duprat avait fait élever dans le XVIe siècle, a trois rangées de lits ; avant l'incendie, elle renfermait 100 couchettes, aujourd'hui elle en contient encore 88. — Les salles du nouvel Hôtel-Dieu, que l'on termine en ce moment, n'auront au maximum que 26 lits ; c'est assez dire que, sans les nécessités imposées par la disposition même du bâtiment, cette salle serait divisée en quatre, et n'offrirait point un encombrement qui est aussi contraire à la régularité du service qu'à la prompte guérison des malades. A mon avis, l'idéal de la salle hospitalière se trouve à Saint-Antoine, au rez-de-chaussée : un seul rang de lits placés en face d'immenses croisées qui laissent entrer l'air et le soleil ; le malade respire à l'aise, il est dans une solitude relative, il jouit de l'aspect du ciel et des grands arbres, qui semblent lui promettre la santé.

Toutes les salles, qui, pour la majeure partie, sont parquetées en point de Hongrie, sont tenues avec une propreté merveilleuse. Cela est indispensable dans de pareils endroits ; mais on ne reste pas moins frappé d'un certain étonnement à la vue des rideaux éblouissants de blancheur, des vitres transparentes, des boiseries lavées, des parquets cirés à outrance. Au fond de toute salle d'hôpital desservi par une communauté religieuse s'élève une sorte d'autel portant généralement une statue de la Vierge enguirlandée de fleurs et placée entre deux chandeliers : ce sont les sœurs qui s'amusent à faire de petites chapelles comme les enfants au jour de la Fête-Dieu. En feuilletant le registre des délibérations du conseil général des hospices, on pourrait se convaincre que plusieurs fois et avec insistance les protestants ont demandé que ces emblèmes « des superstitions du papisme » fussent enlevés, parce que de telles images étaient un scandale pour les puritains de la réforme. On n'a point tenu compte de leurs observations, et l'on a laissé les religieuses hospitalières se livrer aux innocentes distractions où elles se complaisent. Non-seulement les salles sont nettoyées et frottées tous les jours, non-seulement les objets de literie sont changés toutes les fois que cela est nécessaire ; mais deux fois par an tous les matelas sont enlevés, envoyés au magasin central, où ils sont dépecés, passés à l'étuve et cardés à nouveau. De temps en temps, surtout lorsqu'une maladie épidémique s'est développée, on purifie les salles, absolument comme on désinfecte un navire qui a eu la peste à bord. On procède avec cette méthode méticuleuse qui fait sourire beaucoup d'esprits forts, mais dont nos diverses administrations se sont toujours bien trouvées. A l'aide de vapeurs nitreuses, de l'hyperchlorate de soude, du permanganate de potasse, on détruit rapidement tous les germes morbides qui peuvent s'être accumulés dans une salle ; puis, après quelques jours d'aération complète, on la remet aux ouvriers, qui rabotent le plafond, brûlent et détachent les peintures, enlèvent l'enduit des murailles et le mastic des vitres. Enfin tout est refait à neuf, et l'on met à la disposition des malades un emplacement aussi sain que s'il n'avait jamais été visité par la maladie, ce qui n'empêche pas les hôpitaux d'avoir, spécialement dans les services d'accouchement, des salles dites d'alternance, qu'on vide, qu'on laisse reposer pendant quelque temps, afin d'éviter autant que possible les chances de contagion.

Autrefois, pour ventiler les salles, on se contentait, en ouvrant la porte et la fenêtre, de mettre les malades dans un courant d'air ; mais, comme ceux qui sont dans un milieu infect n'en peuvent que bien rarement reconnaître la fétidité par eux-mêmes, les malades regimbaient, criaient qu'ils avaient froid, et mettaient la tête sous la couverture pour éviter l'oxygène qui leur arrivait d'une façon trop aiguë. Actuellement, et avec raison, on donne à la ventilation une importance extrême. C'est du reste une science relativement nouvelle. Le premier essai sérieux fut fait à Londres en 1715 dans la salle du parement par le docteur Desaguliers, qui appliqua en partie les idées émises par le cardinal de Polignac en 1712, dans son livre de la *Mécanique du feu*. En France, on ne s'en est vraiment occupé avec succès que dans ce siècle-ci, et, grâce aux travaux de MM. Darcet, Chevreul, Dumas, Boussingault, Gavarret, on est arrivé à ces applications pratiques qui semblent ne laisser rien à désirer. Tous nos hôpitaux sont pourvus d'une machine à vapeur qui chasse dans les salles de l'air froid ou de l'air attiédi, selon la saison, pendant que de hautes cheminées d'appel, douées d'un tirage considérable, enlèvent l'air vicié et le repoussent vers le ciel. On a dit que l'air rejeté ainsi dans la circulation générale constituait une sorte de pluie méotide chargée d'insectes, de miasmes, de pellicules, qui pouvaient porter la contagion et la mort. Il serait facile, à l'aide d'un appareil incandescent, de brûler au sommet du long tuyau d'aspiration, de *griller* tous ces miasmes délétères, réellement matériels, et que le microscope reconnaît avec certitude. Pour parvenir à ce résultat, il faudrait obtenir la température dite le rouge sombre, c'est-à-dire 700 degrés. C'est une dépense de 2,000 fr. par vingt-quatre heures et par chaque cheminée de ventilateur [7]. Les quinze hôpitaux de Paris en ont chacun quatre en moyenne, ce qui fait soixante ; or le total des frais entraînés par cette seule combustion s'élèverait annuellement à 43,800,000 fr. Il est fort probable que, tant qu'on n'aura pas trouvé un moyen moins dispendieux de neutraliser un véhicule d'épidémie qui paraît encore très problématique, on s'en fiera aux coups de vent et à la grâce de Dieu.

A tout hôpital, il faut des endroits réservés pour la promenade des malades ; c'est ce qu'on appelle les préaux. Ceux de l'Hôtel-Dieu sont nuls, ceux de Lariboisière trop étroits, dominés en partie par de hautes murailles et insuffisants ; les plus beaux sont ceux de Saint-Antoine, de Saint-Louis et de Necker. Un vaste espace couvert de grands arbres permet aux convalescents de se baigner dans les effluves d'un air vivifié. Les préaux de Necker surtout sont charmants ; il y a des berceaux de clématites, de beaux gazons, des plates-bandes de fleurs. Cet hôpital du reste est bien connu, il est presque célèbre dans la population parisienne. Ses hautes salles, son calme parfait, l'espèce de petit parc qui l'avoisine, le font rechercher par les malades. Aussi les lits y sont-ils rarement libres, car c'est à qui demandera à y être admis. Dans ces préaux, les malades qui sont en état de se lever se réunissent quand ils veulent, une fois que la visite médicale est terminée. Vêtus de leur longue houppelande, coiffés de l'affreux bonnet blanc, ils s'assoient au pied des marronniers, causent entre eux, jouent aux dames, aux dominos, et, s'ils ont quelques centimes, vont à la cantine acheter du tabac à fumer, ou quelques-unes des rares denrées dont la vente n'est pas interdite, mais dont le prix est tarifé par l'administration. C'est le concierge qui remplit les fonctions de cantinier. C'est une place fort enviée dans le monde des employés subalternes des hôpitaux, car elle rapporte de gros bénéfices. Dans certaines maisons, comme Beaujon, comme la Charité surtout, fréquentées par les domestiques du faubourg Saint-Honoré et du faubourg Saint-Germain, auxquels leurs maîtres envoient volontiers de l'argent, un cantinier gagne sans efforts de 3,500 à 4,000 francs par an. On débite là aussi de menus objets, plumes et papier, aiguilles et coton pour les femmes ; mais pourquoi n'est-il pas permis d'y vendre de la laine en écheveau et du fil ? Craint-on que les convalescentes ne travaillent pour leur propre compte, et ne devrait-on pas plutôt les y encourager, car peut-être pourraient-elles gagner quelques sous qui les aideraient à vivre lorsqu'elles sortiront de l'hôpital ?

C'est généralement sur les préaux ou sur les cours, dans des corps de logis situés au rez-de-chaussée, que s'ouvrent la pharmacie, les magasins, les celliers, les cuisines. Celles-ci sont toujours très amples, sablées de sable jaune, très claires et baignées dans une atmosphère insupportable de chaleur. Les vases de cuivre bouillonnant sur le fourneau noir reluisent comme de la vaisselle d'or ; les marmites portatives à compartiments sont rangées sur des étagères, chacune devant le nom de la salle qu'elle doit desservir. La nourriture est très saine : de la viande, du poisson frais, des légumes, du bouillon, qui m'a paru savoureux. Les malades, selon leur état sanitaire, ont une part, deux, trois et quatre parts ; c'est là qu'on s'arrête, car c'est la pitance d'un homme bien portant. Dans les hôpitaux, comme dans les prisons, comme dans tous les grands établissements où la cuisine est située loin du lieu de distribution des vivres, où il faut monter des escaliers, traverser des corridors et diviser préalablement la nourriture avant de la donner à ceux qui l'attendent, on mange froid, ou, ce qui vaut encore moins, refroidi ; la graisse est à demi figée, la viande a perdu de sa saveur et la friture du poisson est déjà flétrie. C'est un inconvénient auquel il serait possible de remédier en employant au transport des cantines contenant les vivres ces boîtes intérieurement capitonnées qu'on nomme des cuisines norvégiennes, et qui conservent pendant plusieurs heures aux aliments une chaleur de 60 degrés. Autrefois on évitait ce désagrément, mais pour en créer un beaucoup plus grave. Au milieu de chaque salle s'élevait un fourneau sur lequel on faisait habituellement chauffer les tisanes et les cataplasmes ; quand l'heure des repas sonnait, il servait à raccommoder le dîner, c'était le mot consacré. Sous prétexte de raccommoder le bouillon, les infirmiers, les religieuses elles-mêmes, ne se gênaient guère pour faire cuire toute sorte de ragoûts, et l'atmosphère déjà très chargée de la salle ne tardait pas à devenir intolérable. Il a fallu des années de lutte pour arriver à déraciner ce vieil abus que les maladreries du moyen âge nous avaient légué ; encore aujourd'hui une surveillance incessante est nécessaire pour l'empêcher de renaître. Quant au vin distribué aux malades, il est très bon et en quantité suffisante. Pour un homme qui est aux quatre parts de nourriture, on donne 48 décilitres de vin pur, ce qui équivaut à trois grands verres ordinaires. Lorsqu'un médecin juge qu'un malade a besoin d'une nourriture spéciale, il lui suffit de faire un *bon* pour l'obtenir immédiatement. Sous ce rapport, l'alimentation des opérés et des femmes en couches est toujours particulièrement recommandée et soignée.

Dans tous les hôpitaux, les salles réservées aux femmes sont sévèrement séparées de celles qui sont consacrées aux hommes. De plus les services sont également isolés les uns des autres, ici la chirurgie, là la médecine ; il faudrait des cas d'encombrement excessif et d'urgence extraordinaire, dont je ne connais aucun exemple, pour qu'un blessé fût mêlé aux malades. La visite réglementaire que tous les médecins d'hôpitaux doivent faire chaque jour a lieu le matin, ordinairement de huit à dix heures. La tête nue ou couverte d'un bonnet de velours noir, le grand tablier blanc serré autour du corps, le chef de service fait son entrée dans la salle, suivi des internes, des élèves, d'un infirmier qui porte un pot à eau, de la religieuse : c'est un instant toujours attendu avec impatience par les malades, car pour ceux qui souffrent l'apparition du médecin est presque toujours une espérance de soulagement. Il passe devant chaque lit, s'arrête, interroge le malade, fait quelques observations scientifiques à haute voix, s'il y a lieu, dicte l'ordonnance, immédiatement écrite par l'élève en pharmacie qui l'accompagne, réconforte d'une bonne parole ceux qui se découragent, promet la guérison aux impatiens, et sait, s'il est habile, varier son attitude selon les gens auxquels il s'adresse ; c'est un art, un très grand art, de savoir parler aux malades, et jadis je l'ai vu pratiquer d'une façon éminente, lorsque je suivais la visite des hôpitaux. Cet art est surtout délicat et de formes multiples dans les salles de chirurgie, lorsqu'il faut préparer un malheureux à subir une opération cruelle, parfois une amputation qui le fera impotent pour sa vie entière. Il faut de la patience, de la finesse, beaucoup de douceur surtout, et sous aucun prétexte, dans aucun cas, il ne faut imiter ces chirurgiens poseurs qui, ne tenant pas compte des révoltes instinctives de la chair, croient affirmer leur force en violentant le malade, en ne lui laissant même pas le droit de réplique, et semblent s'imaginer que la brusquerie, sinon la brutalité, fait partie de leur profession. Les meilleurs, les plus instruits parmi ceux qui ont donné dans ce travers, ont perdu quelque chose de leur valeur intrinsèque ; Lisfranc avait fini par être en horreur à ses malades.

Dans le service de chirurgie, il y a toujours une minute solennelle et pendant laquelle il se fait un grand silence, c'est lorsque les infirmiers enlèvent un homme de son lit pour le porter à la salle des opérations, qui parfois est en forme d'amphithéâtre, comme à Necker et à Lariboisière, parfois, comme à Saint-Antoine, une simple chambre dont les portes sont fortement rembourrées et capitonnées pour empêcher les cris de douleur d'être entendus. Avec précaution, on étend le patient sur le sinistre matelas recouvert d'une toile cirée noire sur laquelle un drap est placé. Les instruments préparés sur un plateau portatif que l'élève peut tenir à la disposition du maître sont, selon le degré d'humanité du chef de service, visibles ou recouverts d'un linge blanc ; les compresses, la charpie, les bandes, sont disposées d'avance sur une tablette. Autrefois il y avait là un instant terrible, c'était celui qui précédait immédiatement l'opération ; bien des cœurs vaillants faiblissaient, et j'ai vu plus d'un pauvre homme à qui on allait enlever un membre se mettre à pleurer en disant : « Qu'est-ce que je vais devenir ? » Le chirurgien, la manchette retroussée, lui tendait la main : « Allons, mon brave, du courage ! ça ne sera pas long ! » On jetait une serviette sur la figure du misérable afin qu'il ne pût rien voir ; les élèves le saisissaient et le maintenaient avec force pour neutraliser les mouvements spasmodiques, et l'opération commençait. Aujourd'hui cela est moins dramatique, j'allais presque dire moins intéressant. Les procédés anesthésiques ne sont plus repoussés par personne : l'éther, puis le chloroforme, enfin le chloral, ont apporté pour cette minute de torture une stupéfaction, une sorte d'inconscience mentale qui donne une insensibilité relative dont on profite pour opérer en toute sécurité, et pour enlever au patient la connaissance immédiate de sa douleur. Dans cette voie, il y a encore d'immenses découvertes à faire, et je ne doute pas qu'avant peu d'années on n'arrive à localiser l'anesthésie, au lieu de la généraliser comme on le fait actuellement.

C'est pendant la visite ou immédiatement après, suivant la gravité des cas, que les pansements sont faits, soit par le chirurgien lui-même, soit par les élèves, soit par l'infirmier. Ils sont fréquents, nombreux, renouvelés dans la journée, lorsqu'il y a lieu, et ont exigé en 1869 l'emploi de 4,389 kil. 50 grammes de charpie, et la quantité énorme de 103,179 kil. de farine de graine de lin. En dehors des heures consacrées à la visite, les malades ne sont point abandonnés à eux-mêmes ; les internes de service se tiennent jour et nuit dans une chambre particulière qu'on nomme la salle de garde, et où l'on est certain de les rencontrer pour porter secours a un malade ou pour recevoir les individus amenés d'urgence. Ils appartiennent à l'hôpital, y demeurent, et, tout en perfectionnant leurs études, apportent un peu de jeunesse et de gaîté à ces milieux lamentables. Ils vivent en bonne intelligence avec les religieuses, qui desservent tous les hôpitaux de Paris, sauf la Maternité, le Midi et les Cliniques, où, pour des causes qu'il est facile de comprendre, elles sont remplacées par des surveillantes relevant directement de l'administration. Six communautés se sont réparti nos maisons hospitalières : les Augustines veillent sur l'Hôtel-Dieu, la Charité, Saint-Louis et Lariboisière ; les sœurs de Sainte-Marthe, un ordre janséniste d'une extrême mansuétude, occupent Saint-Antoine, la Pitié et Beaujon ; les filles de Saint-Vincent-de-Paule ont Necker et Sainte-Eugénie ; les religieuses de la Compassion, qui dans ce cas sont bien nommées, ont pris Lourcine ; les sœurs de Sainte-Marie sont à Cochin, et les dames de Saint-Thomas-de-Villeneuve aux Enfants-Malades. Elles se distribuent dans les hôpitaux proprement dits de Paris, selon l'importance de chacun d'eux, en un personnel de 259 femmes, qui forment, avec l'assistance publique et le corps médical, un ensemble très précieux, très imposant, où la charité, la science et la religion se donnent la main. Elles ont la haute direction pour la discipline des salles, et il est bien rare qu'elles ne soient pas très respectées par les malades. Cependant à Lourcine leur patience et leur pudeur sont parfois mises à de rudes épreuves.

Les religieuses ne suffiraient pas à donner aux malades les soins qu'ils réclament. Aussi l'assistance entretient-elle dans les hôpitaux des hommes et des femmes à gages, qu'on appelle serviteurs de seconde classe, et qui sont, à proprement parler, des infirmiers et des infirmières. Les premiers sont au nombre de 491, et les secondes au nombre de 499. C'est là le côté défectueux de l'institution, et les chefs des services administratifs ou scientifiques sont unanimes à reconnaître que, sauf exceptions connues, ce personnel est déplorable. Recruté dans la mauvaise classe de la population, parmi les ouvriers congédiés, les domestiques renvoyés, il ne donne aucune aide gratuite aux malades, qui sont forcés d'avoir toujours l'argent à la main pour attendrir des cœurs où la vénalité tient plus de place que la compassion. On doit reconnaître que, pour avoir toutes les qualités nécessaires à un bon infirmier, il faudrait être un ange, et que peu d'hommes seraient capables de remplir cette très pénible fonction. Un infirmier a pour le moins 10 lits à surveiller, et les soins qu'il est appelé à rendre sont les plus répugnants. Comment les paie-t-on ? Ils ont en dehors du logement, de la nourriture et du costume, un gage qui varie entre 15 et 21 fr. [8]. Il est bien difficile pour ce prix de trouver des phénix ; mais c'est le malade qui paie, et il n'est pas rare qu'un infirmier se fasse 40 et 50 francs de pourboire par mois. Leur grand défaut, c'est l'ivrognerie ; on ne sait comment s'y prendre pour mettre le vin hors de leur atteinte. A l'Hôtel-Dieu, à Lariboisière, les brocs qui font la navette du cellier aux salles sont munis d'un cadenas dont le sommelier et la religieuse ont seuls la clé ; précaution inutile, ils savent dans les récipients les mieux clos introduire quelque paille, parfois une sonde qu'ils ont dérobée au médecin, et la ration arrive toujours réduite à destination. Ils boivent le vin de quinquina ; dans les services d'accouchement, les infirmières volent le rhum dont on se sert pour ranimer les enfants à demi éteints. Bien plus les chirurgiens qui font des préparations anatomiques sont obligés de les enfermer à double serrure, parce que les infirmiers ont l'épouvantable courage de boire l'alcool qui les baigne et les conserve. C'est un métier peu recherché que celui d'infirmier ; la plupart de ceux qui l'exercent ne le font que momentanément, et tâchent d'y échapper le plus tôt possible. Ceux qui s'en sont fait une ressource définitive, et qui parfois, s'attachant aux malades, deviennent de bons serviteurs, sont faciles à reconnaître ; ils sont hideux. Cela est frappant, surtout à Saint-Louis ; les malheureux qui par suite d'une maladie ont été défigurés et n'offrent plus aux regards que des faces de monstre sont restés là comme infirmiers, car ils ont compris qu'ils ne trouveraient point de place ailleurs, et que partout on les chasserait comme des objets de dégoût. Par une anomalie moins étrange peut-être en France qu'en d'autres pays, ce personnel généralement vicieux, sans scrupule, grossier et de mauvais instincts, a un sentiment très vif du devoir professionnel : quel que soit le danger, il ne déserte pas. Pendant la dernière épidémie de petite vérole, tous les infirmiers étaient à leur poste, et nul n'avait fui devant la contagion. En cela, ils sont un peu semblables à ces soldats mauvais sujets, familiers de la salle de police, et qu'on retrouve toujours au premier rang à l'heure du combat.

D'ordinaire les hôpitaux sont très calmes. Les salles sont bien l'asile de la souffrance et de l'affaissement ; elles ont l'air d'être naturellement silencieuses, et, machinalement on y parle à voix basse. Elles ne s'animent que deux fois par semaine, le dimanche et le jeudi, de une heure à trois. Ce sont les jours et les heures, d'entrée ; chacun, sans carte ni permission, est admis à visiter les malades. Pendant ce laps de temps, les préaux sont déserts, car chacun doit rester au lit ; c'est une mesure qui peut paraître puérile au premier abord, mais elle est justifiée par des nécessités de surveillance auxquelles les malades, dans leur intérêt même, doivent être soumis. Parfois la foule abonde (il y a des dimanches d'hiver où l'Hôtel-Dieu a reçu plus de 5,000 visiteurs) ; mais lorsque le ciel est pur, lorsque la paie a été faite la veille, on s'en aperçoit bien vite : la campagne attire ou le cabaret retient le plus grand nombre. En général, les hommes reçoivent bien plus de monde que les femmes, qui paraissent un peu abandonnées une fois qu'elles sont sur le grabat hospitalier. Au mois de mai, j'ai assisté à l'entrée de l'Hôtel-Dieu ; debout sur le grand perron, je regardais les groupes qui stationnaient sur le parvis, attendant que l'heure réglementaire eût sonné. Des marchands d'oranges, de biscuits, d'échaudés, de sucre d'orge, circulaient sur les trottoirs voisins. A une heure précise, deux portes latérales s'ouvrirent, celle de gauche pour les hommes, celle de droite pour les femmes. Tout individu qui entre est fouillé avec soin, on ôte les casquettes, on tâte les jupes, on frappe sur la robe des enfants portés à bras, on prend des précautions de toute sorte ; mais bien souvent elles sont déjouées. La grande ambition de ces imprudents est d'introduire en fraude quelque flacon d'eau-de-vie, que la malade pourra boire en cachette, quitte à en mourir une heure après. On m'a montré, avant de les restituer, les objets saisis un dimanche ; c'étaient des bouteilles et des bocaux qui contenaient de l'absinthe, des prunes à l'eau-de-vie, du rhum. On laisse passer les fleurs. Dans la salle Sainte-Marthe, j'ai vu un moribond qui pleurait en regardant une branche de lilas que sa femme venait de lui apporter.

Section III

Le va-et-vient est incessant dans les hôpitaux de Paris ; les causes de maladies et d'accidents sont si nombreuses dans une agglomération aussi puissante que les lits ont à peine le temps de refroidir. Le mouvement pour 1869 a été considérable : 93,335 malades sont entrés dans les hôpitaux, 82,282 en sont sortis, 10,429 y sont morts, et la population occupant nos quinze maisons hospitalières était au 31 décembre de 6,585 individus. Le nombre de journées a été de 2,457,882, qui, à raison de 2 fr. 73 cent, en moyenne par journée et par lit, ont exigé une dépense de 6,710,017 fr. 86 cent. La mortalité n'atteint donc pas tout à fait le neuvième des malades, et c'est là un résultat général qui me paraît témoigner en faveur de notre système hospitalier. On s'est livré à de longues discussions sur la redoutable question de la mortalité dans les hôpitaux, et l'on a fait des théories à perte de vue ; mais on a surtout tenu compte de la construction même de l'hôpital, sans trop s'inquiéter de savoir par quelle catégorie d'individus celui-ci est fréquenté. On signale le danger de l'agglomération ; depuis les travaux de Tenon, on préconise le principe de l'isolement des pavillons. Cela est excellent sans contredit ; mais l'Hôtel-Dieu, qui est composé de pièces et de morceaux, où les salles sont encombrées, où les bâtiments, vieux et mal bâtis, doivent être imprégnés d'éléments morbides, l'Hôtel-Dieu, qui n'est en somme qu'une réunion de maladreries superposées, est le plus sain de tous nos hôpitaux, celui où la mort frappe avec le plus d'indulgence, tandis que Lariboisière, construit selon les règles de l'art hospitalier le plus avancé, composé de pavillons isolés, aéré, grandiose, si parfaitement outillé qu'on a pu le surnommer le Versailles de la misère, donne une proportion de morts plus forte que celle des autres hôpitaux. On attribue la salubrité relative de l'Hôtel-Dieu à ce que, formé de bâtiments parallèles séparés les uns des autres, placé sur les rives de la Seine, il est constamment baigné par des courants d'air vivifiant qui emportent les miasmes putrides et versent à flots l'oxygène autour des malades. Pour expliquer les nombreux décès qui atteignent Lariboisière, on a parlé des vices possibles de la construction, de l'étroitesse des préaux, de la hauteur des murailles ; on a cherché des causes exclusivement matérielles, et l'on n'a pas vu que cet hôpital, par le milieu même qu'il est appelé à desservir, accueille la partie la plus chétive, la plus anémique de la population de Paris. En effet, situé dans l'ancien enclos Saint-Lazare, il est forcément le réceptacle de tous les cas morbides qui lui arrivent de Clignancourt, de Montmartre, de La Chapelle, de La Villette, de Belleville, c'est-à-dire des quartiers où la maladie, la faiblesse, sont littéralement en permanence. Les malades qui viennent demander asile dans cette grande et belle maison ont à peine assez de vigueur pour se rétablir. Quand ils entrent, ils sont épuisés déjà et depuis longtemps, on le voit bien après les opérations chirurgicales, qui pour cette cause réussissent là moins bien qu'ailleurs ; le patient les supporte, flotte quelques jours entre la vie et la mort, ne peut parvenir à prendre le dessus, et meurt. Il n'en est point ainsi à Saint-Antoine, qui reçoit la vigoureuse population du faubourg ; à Necker, qui confine aux grands quartiers du Luxembourg et des Invalides ; à la Charité, à Beaujon, où vont les ouvriers en chambre et les gens de livrée : c'est là une raison morale, pour ainsi dire, absolument extérieure à l'hôpital lui-même, et dont il faut d'abord se préoccuper lorsqu'on veut apprécier d'une façon sérieuse et sans parti-pris les causes qui peuvent influer sur la mortalité.

Puisque nous sommes sur ce triste sujet, il n'est point superflu de dire comment les morts sont traités dans les hôpitaux. Lorsqu'un malade a rendu le dernier soupir, il est laissé sur le lit qu'il occupait, afin qu'on puisse constater s'il n'est pas victime d'un cas de mort apparente. Au bout de deux heures, les infirmiers l'enveloppent dans un drap, le couchent sur une civière munie d'un couvercle et le transportent à la chambre de repos, où ils le livrent à un employé spécial qu'on nomme le garçon d'amphithéâtre. C'est un serviteur de première classe qui remplit cette fonction peu enviable et pourtant fort enviée, car elle procure des bénéfices relativement considérables. Les garçons d'amphithéâtre sont spécialement surveillés ; c'est à eux qu'est confiée l'intégrité du mort qu'on leur remet. Un fait très grave qui s'est produit il y a quatre ans dans plusieurs hôpitaux a révélé à l'administration des abus d'un ordre révoltant. Au mois de janvier 1866, on apprit qu'une ancienne fille soumise faisait le commerce de dents et de cheveux ; elle s'en cachait si peu qu'elle tenait magasin ouvert dans le quartier des halles. La police prévenue fit une descente chez cette marchande de débris humains, saisit ses livres et acquit la certitude que les garçons d'amphithéâtre de la plupart des hôpitaux de Paris étaient ses pourvoyeurs dans cet horrible négoce, qui, en cinq ans, avait rapporté à quatorze d'entre eux la somme de 12,625 francs 65 cent. On peut regretter que, pour éviter le scandale, l'assistance publique ait cru ne pas devoir livrer ces hommes à la police correctionnelle ; mais du moins on ne saurait lui reprocher d'avoir manqué de vigueur, car elle les jeta immédiatement à la porte. L'un d'eux s'est fait dentiste, s'intitule ancien praticien des hôpitaux, et continue à opérer sur les vivants les effractions de mâchoires qu'il commettait sur les morts.

Le cadavre est lavé, étendu sur une dalle de pierre, à moins qu'il n'ait été réclamé par un chef de service, et porté à la salle des autopsies ; il y reste vingt-quatre heures, abrité sous un couvercle en toile cirée dans la plupart des hôpitaux, en zinc à l'Hôtel-Dieu, où l'on ne peut prendre trop de précautions pour le défendre contre les rats, qui sont nombreux et voraces. Sur ce cercueil provisoire est posé le bulletin qui porte l'état civil du défunt. La famille est prévenue, et il faut qu'elle soit bien pauvre, bien dénuée, pour ne pas envoyer une chemise et un bonnet destinés à revêtir le mort. Ces salles de repos, qui toutes sont aussi éloignées que possible des pavillons réservés aux malades, sont laides pour la plupart, humides, très aérées ; mais il y plane une vague odeur de putridité que le chlore, le vinaigre et l'acide phénique parviennent mal à neutraliser. Les salles les mieux disposées sont celles de Lariboisière, celles de Necker, où chaque dalle est enfermée sous des rideaux, celle des Enfants-Malades, où les sinistres tables sont remplacées par de petits lits en fer surmontés d'une croix : l'aspect de cette dernière salle, qui ressemble à un dortoir, est à la fois très triste et très doux. Après vingt-quatre heures de repos, le corps est mis en bière et déposé dans la chambre des morts, qui n'est en général qu'un cabinet étroit et sans caractère. A l'Hôtel-Dieu, c'est une sorte de caveau peint en noir, tendu de larges draperies noires, éclairé de deux becs de gaz contenus dans des globes en verre dépoli et muni de deux lits de camp qui supportent les bières de léger sapin au-dessus desquelles un grand crucifix semble veiller. C'est d'une apparence lugubre et réellement dramatique. Dans le dur langage des garçons d'amphithéâtre, un cadavre disséqué et non réclamé s'appelle une *falourde*.

Les parents et les amis arrivent, le corps, chargé sur le corbillard, est conduit à la chapelle de l'hôpital, et un prêtre récite les prières consacrées. Ces chapelles n'ont rien qui puisse fixer l'attention ; ce sont des espèces de halles badigeonnées, sans style, sans beauté, et où parfois, comme à Necker, on est fort surpris de voir la statue d'Aaron et celle de Melchisedech. Une seule fait exception, c'est celle de l'Hôtel-Dieu, qui est l'ancienne église, qualifiée jadis de basilique, du prieuré de Saint-Julien-le-Pauvre. Dans l'origine, on y recevait les pèlerins et les voyageurs, Grégoire de Tours y logeait lorsqu'il venait à Paris [9]. On ignore la date de la fondation ; cette chapelle fut détruite sans doute et réédifiée vers le XIIe siècle, car certains détails d'architecture, entre autres les arcs doubleaux composés d'un faisceau de tores séparés par des gorges, indiquent cette époque. Aujourd'hui c'est une ruine sombre, triste, dominée par les hideuses masures de la rue qui porte son nom ; la révolution en a détruit le portail, dont les moignons brisés apparaissent encore et semblent réclamer une restauration. L'intérieur est froid, ramassé ; les colonnes trapues, les pierres solides, disposées en petit appareil, donnent à tout l'édifice une apparence sérieuse qui n'est pas sans grandeur. Il est bien à désirer, quand la démolition du vieil Hôtel-Dieu permettra enfin d'assainir cet horrible quartier, que l'on conserve cette antique chapelle, où la tradition affirme que le Dante est venu prier.

L'assistance publique met au service de l'énorme population qui vient demander des soins à nos hôpitaux un personnel médical d'élite choisi au concours ; 84 médecins et chirurgiens, 115 internes, 382 élèves externes, sont chaque jour répandus dans les salles hospitalières, et s'empressent autour des malades. Les visites, qui réglementairement sont quotidiennes, devraient s'élever au chiffre de 30,740 ; mais en 1869 les chefs de service en ont manqué 6,169, car ils se sont absentés 3,257 fois. A diviser le nombre des lits par celui des médecins et des chirurgiens, on voit que chacun de ceux-ci en a en moyenne 91 à visiter tous les matins ; les plus favorisés n'en ont que 42, les plus occupés en ont 150, réservés aux maladies chroniques. Cela est excessif, dépasse souvent les forces d'un homme, et ne lui laisse pas le temps matériel nécessaire pour examiner un malade. En effet, en admettant que chaque lit réclame trois minutes, ce qui n'est pas trop, tout chef de service devra rester quatre heures et demie chaque jour à son hôpital, ce qui est inadmissible et ne s'est pas vu fréquemment, car, à moins de circonstances exceptionnelles, la visite ne dure guère plus de deux heures.

Ainsi qu'on a pu le voir par ce qui précède, tous les hôpitaux de Paris, sauf les modifications imposées par la disposition même des bâtiments, sont soumis aux mêmes règles et sont outillés de la même façon. Quelques-uns cependant, créés en vue d'une spécialité définie, tout en restant comme discipline sous l'empire de l'organisation générale, comportent des services particuliers. A ce point de vue, il faut citer les Enfants-Malades et Saint-Louis. Le premier de ces hôpitaux a presque l'air d'un lieu de plaisance. Séparé par de longues avenues de tilleuls, orné de parterres pleins de fleurs, on y a installé, avec toutes les ressources modernes, deux gymnases, l'un couvert pour les temps froids ou pluvieux, l'autre en plein air pour les jours d'été. C'est là qu'on emmène les petits êtres rachitiques et souffreteux que l'assistance a recueillis. Mesurant les exercices sur leurs forces ou plutôt sur leur faiblesse, on cherche, au moyen des jeux du tremplin, du portique, du cheval et des altères, à donner un peu de vigueur à leurs muscles mous, grêles et sans ressort. Y réussit-on ? J'en doute ; mais cela du moins amuse ces malheureux, et leur apprend à tirer parti de leur débilité. Néanmoins dans le traitement de cette horrible et mystérieuse maladie qu'on nomme la chorée, et que le moyen âge appelait la danse de Saint-Guy, la gymnastique produit des résultats excellents et presque certains. A la gymnastique physique, on a ajouté une gymnastique intellectuelle, et chaque jour les dames de Saint-Thomas-de-Villeneuve font la classe aux enfants. Des installations analogues se retrouvent à Sainte-Eugénie. L'assistance publique prend du reste, un intérêt particulier aux enfants malades ; en dehors des deux hôpitaux parisiens qui leur sont exclusivement consacrés, elle a fondé pour eux l'hôpital de Forges, celui de Laroche-Guyon et celui de Berck, où les petits scrofuleux, si nombreux à Paris, peuvent jouir du bénéfice des sources sulfureuses et des bains de mer. Saint-Louis, réservé aux traitements des maladies de la peau, a dû être muni d'un établissement balnéaire : il peut s'en trouver de plus grandioses, de plus élégants dans certaines villes d'eaux fréquentées par les gens riches ; mais je ne crois pas que dans le monde entier aucun hôpital en présente un plus complet, plus habilement aménagé et mieux outillé. Les salles de bain, nouvellement construites, sont ouvertes dans un pavillon isolé, près de ces beaux ombrages qui donnent à Saint-Louis un faux air de château situé au milieu d'un parc : elles contiennent tous les appareils imaginés pour soumettre le corps humain à l'action de l'eau en vapeur, en douches, en jets, en gouttelettes ; il y a là non-seulement des baignoires et des piscines, mais des douches écossaises, des douches générales, des douches locales, des douches circulaires chaudes, froides, tièdes, brûlantes, glacées. Une sorte de tribune munie de manivelles correspondant aux tuyaux de chaque appareil permet à un seul infirmier d'administrer en même temps dix bains d'espèce différente. Les salles de sudation et d'hydrothérapie touchent à une chambre où sont rangées les boîtes à fourneau destinées aux fumigations aromatiques et cinabrées [10]. En 1869, les salles ont vu donner 231,201 bains de toute espèce. Le docteur Thierry, qui au siècle dernier était si heureux de retrouver sur un de ses clients la pituite vitrée, perdue depuis les anciens, aurait aujourd'hui de quoi se réjouir, car les salles ont vu passer des malheureux atteints de ces épouvantables maladies dont l'extrême Orient semble avoir gardé le monopole. Qu'il y eût parmi nous quelques cas très rares d'éléphantiasis, nous le savions ; mais que la lèpre, la vraie lèpre, la lèpre biblique, se trouve encore parfois dans la population parisienne, c'est ce qui est fait pour surprendre, et cependant l'on n'en peut douter lorsqu'on a consulté les registres de l'hôpital bâti par Henri IV.

Saint-Louis possède deux raretés d'un ordre bien différent, un ormeau gigantesque qui fut un des arbres de la liberté plantés pendant la révolution, et quelques masures noircies, effondrées, qu'on va bientôt démolir, qui furent la première usine à gaz de Paris ; mais l'hôpital offre une curiosité bien plus importante, c'est un musée pathologique, qui, déjà considérable, pourra devenir d'une richesse sans pareille. Il contient non-seulement des estampes, des photographies, des moulages, mais aussi des *fac-simile* de tous les cas intéressants qu'on a recueillis dans les services. L'imitation de la nature, obtenue à l'aide des procédés de M. Baretta, fait illusion, et donne une sécurité parfaite à l'observateur. Malheureusement on n'a pu ranger cette précieuse collection que dans un local tout à fait insuffisant ; on a fermé un passage de communication, on l'a muni d'armoires vitrées, et c'est là le musée. Il est regrettable que l'administration n'ait pu disposer tout de suite d'un emplacement très vaste, car il y a là le principe d'une institution excellente qu'il faudrait encourager vivement et généraliser dans tous les hôpitaux. L'assistance publique en sentira certainement bientôt elle-même la nécessité ; la liberté de l'enseignement supérieur va mettre forcément entre ses mains tout l'enseignement chirurgical et médical. En effet, elle seule possède, en vertu même de sa mission, les objets d'études pratiques, c'est-à-dire les malades et les cadavres. Elle comprendra qu'à côté de l'instruction clinique faite chaque jour par le professeur devant ses élèves, il sera bon de posséder une série de points de comparaison qui permettront d'avoir sous les yeux l'ensemble de tous les phénomènes que le même mal peut présenter. Le musée pathologique de Saint-Louis, la collection léguée à l'hôpital Necker par Civiale, celle que le docteur Depaul forme en ce moment aux Cliniques, celle que M. Voillemier a réunie dans un cabinet de l'Hôtel-Dieu, ne sont que des embryons qu'il faut développer, qui pourront un jour fournir à l'enseignement médical français des ressources considérables, et qu'on ne saurait trop augmenter.

Lorsque l'assistance publique sera en possession de l'enseignement, elle fera bien, je crois, de modifier le système par lequel elle recrute ses médecins et ses chirurgiens. Aujourd'hui, quand un docteur a satisfait au concours institué pour juger les candidats aspirant au titre de médecin d'hôpital, il entre immédiatement en fonctions, et reste chef de service jusqu'à l'âge de soixante ans et même jusqu'à celui de soixante-cinq, s'il est professeur à la Faculté de médecine. Les choses sont arrangées de telle sorte que très peu de médecins peuvent profiter de cet admirable champ d'observation qu'on appelle un hôpital, et qui seul donne l'instruction positive, expérimentale, sans laquelle on peut être un savant, un pathologiste distingué, mais sans laquelle on ne saurait devenir un bon praticien. Or dans l'intérêt de la population, qu'il faut considérer avant tout, ce sont les praticiens qui sont indispensables et dont on ne saurait trop multiplier le nombre. On peut facilement, il me semble, arriver à ce résultat, d'abord en divisant les services de façon qu'ils ne soient en moyenne composés que d'une quarantaine de lits, ensuite en ne gardant les médecins que six ans dans les hôpitaux, où ils seraient à la fois chefs de service et professeurs. De cette manière, une bien plus grande quantité de médecins et d'élèves pourrait prendre part aux seules études vraiment fécondes qui en feront des hommes autorisés. Je sais que de telles mesures augmenteraient singulièrement les dépenses, et que l'assistance publique doit se montrer avare du bien des pauvres ; mais, tout en continuant à donner aux internes une rétribution qui leur est nécessaire, il faudrait exiger des médecins un service gratuit en échange des énormes richesses scientifiques qu'on mettrait à leur disposition. Les plus intéressés même accepteraient sans hésiter ces conditions nouvelles, car ils savent tous que le titre de médecin ou de chirurgien d'hôpital est le plus sûr moyen d'attirer la clientèle. Ce sont là de très graves questions, touchant à des prérogatives sur lesquelles il est prudent de ne point trop insister, et dont le temps amènera naturellement la solution. Aussi, pour revenir aux améliorations exclusivement matérielles opérées dans notre système hospitalier, on ne peut nier qu'elles n'aient été considérables, menées avec ensemble, et qu'elles ne constituent en faveur de notre époque un progrès très appréciable. Relativement aux institutions intéressant la généralité des malades, les hôpitaux de Paris sont complétés d'abord par la grande maison d'Ivry, où l'on reçoit les incurables, les infirmes, les vieillards rejetés des services ordinaires, car ils ne laissent espérer aucune chance de guérison, ensuite par l'asile de Vincennes et par celui du Vésinet. La construction de ces deux derniers établissements fut décidée le 8 mars 1855 par un décret de l'empereur, qui abandonna des terrains appartenant au domaine de la couronne. Ils furent inaugurés, l'un le 31 août 1857, l'autre le 29 septembre 1859, et sont placés tous deux sous le patronage direct de l'impératrice. Le premier recueille les ouvriers convalescents, et le second les ouvrières convalescentes, ce qui permet aux hôpitaux de se débarrasser facilement de leur trop-plein et aux malades de reprendre progressivement des forces avant de retourner au travail. L'assistance publique possède dans le haut du faubourg Saint-Denis un vaste immeuble contenant 350 lits, spécialement construit pour servir de maison de santé [11], et où elle reçoit, moyennant un prix déterminé variant, selon les conditions, de 15 à 4 francs par jour, les malades de classe moyenne qui, n'étant pas en situation de se faire traiter chez eux, reculent devant les salles communes de l'hôpital.

Dans un ordre d'idées qui, pour être plus restreint, n'en est pas moins important, l'administration cherche à mettre, au point de vue du prompt rétablissement des malades, toutes les bonnes chances de son côté. C'est ainsi qu'elle a fait élever dans les jardins de l'hôpital Saint-Louis des baraques en bois destinées au traitement des opérés. Cet essai paraît n'avoir pas été heureux. Les baraques, construites en planches trop légères, étaient brûlantes en été, glaciales en hiver, et l'on a dû les abandonner en attendant qu'on les ait améliorées. Cela est fâcheux, car l'isolement et le calme sont toujours bienfaisants pour l'homme qui vient de subir une opération grave. Peut-être pourrait-on facilement remédier aux inconvénients signalés. Toute baraque bien faite, à moins qu'elle ne soit affectée à une destination essentiellement provisoire, doit être double et présenter exactement l'image de deux maisons qu'on aurait fait entrer l'une dans l'autre. L'intervalle qui sépare les deux murailles est comblé avec de la paille, avec du foin et mieux encore avec de la sciure de bois. De cette façon, on est parfaitement garanti contre les excès de la température. La tentative faite à Cochin a donné des résultats irréprochables. Dans un grand terrain vague appartenant à l'hôpital et tout plein de folles herbes, on a dressé des tentes de dimensions différentes, dont la plus grande contenait 18 lits. C'est presque le système du plein air appliqué aux opérations, et jusqu'à présent il a assez bien réussi pour qu'on ait décidé en principe de le généraliser et de l'établir à Necker, à Saint-Antoine et dans les autres hôpitaux où l'on trouvera un emplacement convenable.

L'emplacement, voilà en effet la grande, l'incessante difficulté contre laquelle on se heurte lorsqu'on veut construire quelque chose dans cet immense Paris, où chaque parcelle de terrain vaut son pesant d'or. Pour s'en convaincre, il n'y a qu'à regarder le nouvel Hôtel-Dieu qu'en ce moment même on termine dans la Cité, et qui pourra sans doute être inauguré en 1872. Comme la place manquait en largeur, on l'a prise en hauteur ; l'élévation tient lieu de superficie. Les étages sont tassés les uns sur les autres, et l'on est effrayé en pensant à la quantité de malades qu'on pourra engouffrer dans cette vaste caserne, qui à l'heure qu'il est coûte déjà 37,900,000 fr. Il est vraiment bien difficile de comprendre qu'à notre époque, après l'expérience acquise, malgré les théories formulées par la science, on ait pu penser à bâtir un hôpital dans un endroit assez resserré pour ne comporter ni promenades, ni jardins, ni préaux convenables, et dans un milieu tel qu'il se trouve avoisiné, sinon dominé, par Notre-Dame, la caserne des gardes de Paris, le tribunal de commerce et le Palais de Justice. L'architecte, on peut en convenir, a tiré bon parti des 21,000 mètres superficiels qu'on lui a livrés ; il a sagement divisé la construction intérieure, il a partout appliqué autant que possible le système de l'isolement, les salles les plus vastes ne peuvent contenir que 26 lits ; il a multiplié les chambres à 4, à 2 lits, ménagé des dégagements, tenu compte de toutes les exigences, il a été au-devant des inconvénients supposés. S'il imagine une façade à la fois simple et grandiose indispensable à un établissement de cette importance, s'il imprime au dôme de la chapelle un style rappelant l'époque du petit appareil et du plein cintre qu'il a employés, s'il remplace le cadre en bois de ses lucarnes par des cadres en pierre, il n'aura pas échoué dans la tâche très ardue qu'il avait acceptée ; mais on n'en restera pas moins surpris de voir un hôpital général, un hôpital de 800 lits se dresser à côté de l'ancien Hôtel-Dieu, dont la situation est justement critiquée depuis plus d'un siècle.

Avant de prendre un parti définitif, on a consulté l'Académie de médecine et la Société de chirurgie ; ces deux compagnies éminentes, qui n'ignoraient pas que Dupuytren avait en 1824 loué « la position heureuse, la bonne exposition, la salubrité de l'Hôtel-Dieu, » furent néanmoins à peu près unanimes à demander que l'hôpital central fût déplacé. On proposa de le reconstruire dans l'île Louviers, au Gros-Caillou, sur divers terrains placés dans l'enceinte de Paris, mais près des fortifications. L'assistance publique proposait une autre solution qui offrait des avantages extrêmement précieux. Elle voulait, reprenant une idée émise par M. d'Argout, idée qui avait donné lieu à un projet tracé en 1832 par M. Gau, construire entre le quai de Montebello et la rue Galande une simple infirmerie de 200 lits destinés aux cas d'urgence rigoureuse ; de plus elle eût établi dans les communes nouvellement annexées quatre hôpitaux de 200 lits chacun. On satisfaisait ainsi aux exigences scientifiques et aux exigences municipales ; d'une part on évitait l'agglomération des malades, de l'autre on portait des asiles hospitaliers dans les quartiers qui en sont encore dépourvus. Des considérations d'un ordre tout spécial firent repousser ce projet, qu'on se repentira peut-être amèrement un jour de n'avoir pas adopté. A bien chercher les motifs qui ont fait décider l'érection d'un Hôtel-Dieu considérable dans la Cité, on en trouve trois principaux. D'abord la religion est intervenue, et a dit que l'hôpital parisien par excellence, celui que nos pères, associant toujours l'idée de charité à celle de la Divinité, appelaient la Maison-Dieu, devait être placé près de Notre-Dame, sous l'aile de cette vieille église métropolitaine élevée sur le lieu même où Paris a pris naissance ; ensuite la théorie architecturale a dénoncé clairement l'intention de ne mettre dans la Cité que des monuments, et elle a affirmé que l'Hôtel-Dieu devait faire partie de ceux-ci ; enfin l'édilité a trouvé bon de forcer l'assistance à faire acte d'agent-voyer supérieur, de l'amener à détruire les ruelles infectes que l'Hôtel-Dieu nouveau a déjà remplacées, et de la faire concourir pour une forte moyenne à l'embellissement et à l'assainissement de Paris.

Quoi qu'il en soit, le mal étant sans remède, qu'on ne l'aggrave pas en utilisant le terrain qui borde la façade occidentale du nouveau monument, et qui est circonscrit par la caserne et le tribunal de commerce ; qu'à des sacrifices déjà bien onéreux on en ajoute encore un, qu'on se garde bien de dresser là quelque autre édifice, que cet emplacement soit laissé libre, et puisque dans cet immense caravanséraï, où chaque lit reviendra à 52,000 francs, les pauvres malades n'auront ni jardins, ni promenades, ni préaux ombragés, qu'ils n'aient pas du moins sous les yeux les tristes murs des maisons mitoyennes ; enfin qu'ils puissent respirer un peu d'air.

Quand l'Hôtel-Dieu sera ouvert, notre système hospitalier sera-t-il complet et en rapport avec les besoins d'une population toujours croissante [12] ? Non ; l'assistance publique le sait bien, et elle n'ignore aucune des nécessités qui viendront l'assaillir. Elle y fera face de son mieux, et dès aujourd'hui elle a décidé en principe l'érection d'un nouvel hôpital sur l'ancienne commune de Ménilmontant, afin de dégager un peu les services démesurément chargés de Saint-Antoine et de Lariboisière ; les terrains sont achetés, mais la bâtisse, l'outillage, le mobilier, sont, pour 600 lits, estimés en moyenne à 9 millions, et l'on n'ose passer outre. De plus, entre Necker, situé sur Vaugirard, et Beaujon, placé au sommet du faubourg Saint-Honoré, il y a un énorme quart de cercle qui n'a aucune maison hospitalière, qui est occupé par une classe de gens pauvres et laborieux. Là, aux confins des fortifications, il y a de vastes terrains ; on y a déjà établi l'asile Chardon-Lagache, les Petits-Ménages et Sainte-Périne. Ne pourrait-on utiliser les fondations abandonnées aujourd'hui d'un grand palais qui devait servir à une exposition permanente de l'industrie ? Nul emplacement ne serait plus propice, à côté de la Seine, près du hameau Boileau, desservi par des routes nombreuses, par le chemin de fer de ceinture, par les bateaux-mouches qui volent sur la rivière. Si du moins ces deux hôpitaux pouvaient être promptement construits, ils rendraient un immense service à la population parisienne ; mais ce ne serait pas tout encore, car nous ne posséderions pas une maison exclusivement réservée, comme le *Small-pox Hospital* de Londres, au traitement de la variole, qui vient de nous prouver qu'il fallait toujours compter sérieusement avec elle. Pour un tel asile ouvert à l'épidémie, je conseillerais le voisinage de la Seine et des plantations nombreuses, qui incessamment purifieraient l'air. En outre il faudrait dans ce cas imiter les Américains, auxquels le développement de l'initiative individuelle a donné une expérience qu'il est toujours bon de consulter, car elle est supérieure à la nôtre, dédaigne avec raison les dépenses de luxe, et ne tient compte que des exigences pratiques. Dans le Nouveau-Monde, on bâtit les hôpitaux en bois, ce qui permet d'en améliorer la forme et la distribution toutes les fois qu'elles sont reconnues défectueuses. Au bout de cinq ans, on y met le feu ; la perte est loin de représenter l'intérêt des sommes énormes absorbées par l'érection des monuments en pierre de taille. Ce système offre un avantage notable qu'un Américain me faisait apprécier d'une façon saisissante en me disant : Nous brûlons la contagion !

Ce sont là des travaux d'utilité première, auxquels il faut ajouter la construction de pavillons isolés pour les femmes en couches à la Maternité, et bien des restaurations de vieux corps de logis dans les anciens hôpitaux ; on ne peut les entreprendre cependant, quoique les projets en soient préparés, car on se trouve en présence d'une dépense prévue de 30 millions, qui s'élèvera certainement à 40 et plus. Cela est désespérant. On dirait que les mots et l'argent n'ont plus la même valeur qu'autrefois ; avec 42,000 francs, Louis XVI faisait bâtir Necker ; avec 40 millions, nous ne verrons pas la fin de l'Hôtel-Dieu. L'impression et l'image restent cependant les mêmes ; nous sommes effrayés au seul énoncé d'une telle somme, sans réfléchir que la découverte des mines de la Californie et de l'Australie, que les 6 milliards frappés en France dans l'espace de dix-huit ans, ont infligé aux espèces métalliques une moins-value considérable. Depuis 1852, la France a dépensé pour ses chemins de fer 20 milliards, pour ses grands travaux publics 10 milliards, elle a prêté aux étrangers 8 milliards 273 millions. En 1852, elle avait 400 millions déposés à la Banque, aujourd'hui elle en a 1,400, ce qui prouve qu'elle ne s'est point appauvrie ; elle est, après l'Angleterre, la nation la plus riche du monde, reculera-t-elle devant une aumône, c'est le mot, de 50 millions pour doter sa capitale d'un système hospitalier irréprochable, et se placer, sous ce rapport comme sous tant d'autres, à la tête des peuples civilisés ? Non certes, et il est bien permis de l'espérer quand on voit, à la veille de la guerre que la France va soutenir, s'éveiller partout si vif et si profond ce sentiment de la charité qui chez elle a toujours été capable des plus grands sacrifices comme des plus beaux dévouements.

Notes

1.　« Sur soixante-treize ans, il y en eut quarante-huit de famines et d'épidémies. En 987, grande famine et épidémie ; en 989, grande famine ; en 960-994, famine et mal des ardents ; en 1001, grande famine ; en 1003-1008, famine et mortalité ; en 1010-1014, famine et mal des ardents ; en 1027-1029, famine (anthropophagie) ; en 1031-1033, famine atroce ; en 1035, famine, épidémie ; en 1045-1046, famine en France et en Allemagne ; en 1053-1058, famine et mortalité pendant cinq ans ; en 1059, famine de sept ans, mortalité. » Michelet, Histoire de France, 2e édit., t. II, p. 135-136.

2.　Sur les 1,219 lits, il y en avait 733 grands, ayant 4 pieds 4 pouces de largeur, et 480 petits, ayant 3 pieds. Pendant les moments de presse, on mettait ordinairement six malades dans les premiers et quatre dans les seconds.

3.	Matthieu Marais, Mémoires, t. Ier, p. 414-454.

4.	Le choléra de 1849 fut plus meurtrier cependant que celui de 1832 ; voici du reste le nombre des individus morts à Paris des suites de l'épidémie : on 1832,18,402 ; en 1849, 19,105 ; en 1854, 9,217.

5.	On conserve précieusement aux archives de l'assistance publique le plan sur parchemin de l'hôpital Saint-Louis, visé en ces termes par Sully : « le roy, ayant veu les trois plants qui lui ont été représentés pour la maison de santé, a ordonné que le présent sera suivy. Fait à Fontainebleau par nous, grand voier de France. — Maximilien de Béthune. »

6.	D'après les derniers recensements, la population officielle de Paris est de 1,825,274, celle de Londres de 3,214,707 habitants.

7.	Académie des Sciences, séance du 14 mars 1870.

8.	En moyenne, un infirmier coûte par mois à l'administration 79 fr. 59 cent., et une infirmière 66 fr. 58 cent.

9.	In diebus, Parisios adveneram et ad basilicam beati Juliani martyris metam habebam. Lib. IX, cap. 6.

10.	Le système des bains est très développa aujourd'hui dans nos hôpitaux. En additionnant ceux qui ont été administrés aux malades internes, 322,391, — aux malades externes, 212,606, au bureau central, 4,461, — aux indigents à la suite d'ordonnances délivrées dans les maisons de secours, 60,167, — on voit que pendant le cours de 1869 l'assistance publique a donné gratuitement 599,718 bains.

11.	La petite bourgeoisie, le monde des employés, celui des artistes et des gens de lettres, connaissent bien cette Maison municipale de santé, qu'on nomme toujours la maison Dubois en souvenir du célèbre chirurgien qui pendant bien longtemps y donna des soins. La maison, créée par arrêté du conseil général des hospices en date du 16 nivôse an X (6 janvier 1802), fut d'abord installée dans l'ancien hospice du nom de Jésus, faubourg Saint-Martin ; en 1810, elle fut transférée dans l'ancienne communauté des sœurs grises du faubourg Saint-Denis. Expropriée deux fois, en 1853 par l'ouverture du boulevard de Strasbourg, en 1855 par le percement du boulevard de Magenta, elle occupe depuis cette époque le numéro 200 du faubourg Saint-Denis. Les dépenses nécessitées par l'acquisition des terrains, la construction, l'ameublement, se sont élevées à la somme de 3,915,312 fr. 41 cent. C'est, sous tous les rapports, une maison de santé modèle bien supérieure à tous les établissements particuliers du même genre. C'est là que sont morts Gustave Planche, Henri Murger, Charles Barbara.

12.   L'inauguration du nouvel Hôtel-Dieu n'entraînera pas, j'en suis persuadé, la destruction totale de l'ancien. Les besoins sont si urgents et si incessamment renouvelés que je serais fort surpris qu'on ne conservât pas longtemps encore les bâtiments du quai Montebello. Il se passera un fait analogue à celui qui s'est produit pour la grande maison des Incurables-femmes, située rue de Sèvres ; on devait la démolir, et l'on a été trop heureux de l'avoir pour en faire une annexe à la Charité. Cette destination n'étant que provisoire, il est probable que nous n'en verrons pas la fin.

ISBN : 978-1720701248

www.ingramcontent.com/pod-product-compliance
Lightning Source LLC
Chambersburg PA
CBHW051336220526
45468CB00004B/1662